AF501337

L'ASILE PUBLIC D'ALIÉNÉS
DE RODEZ.

DÉPARTEMENT DE L'AVEYRON.

L'ASILE PUBLIC

D'ALIÉNÉS

DE RODEZ,

Par le docteur J. RENAULT DU MOTEY,

Directeur-Médecin de cet Etablissement.

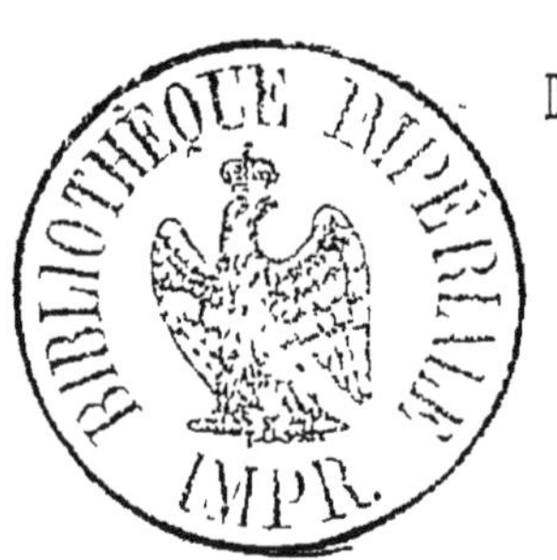

RODEZ,

IMPRIMERIE DE N. RATERY, RUE DE L'EMBERGUE, 21.

1858.

A MONSIEUR NUMA BARAGNON, PRÉFET DE L'AVEYRON,
OFFICIER DE LA LÉGION-D'HONNEUR.

—

A MESSIEURS LES MEMBRES DU CONSEIL GÉNÉRAL.

A MESSIEURS LES MEMBRES DE LA COMMISSION DE SURVEILLANCE DE L'ASILE D'ALIÉNÉS DE RODEZ.

J. Renault du Motey.

L'ASILE PUBLIC

D'ALIÉNÉS

DE RODEZ.

L'étranger qui, du chemin de la Mouline ou du Palais de Justice, aperçoit l'asile d'aliénés au sommet d'un coteau verdoyant et parsemé d'arbres, demande quel est cet édifice composé de pavillons élégamment groupés autour d'un bâtiment central que surmonte un gracieux clocher. La personne qui entre pour la première fois dans l'asile ne peut s'empêcher, en voyant l'enceinte limitée par les services et bordée d'une élégante galerie, de manifester son admiration. Maintes fois l'asile de Rodez a été cité comme modèle. Dernièrement encore le médecin préposé responsable du quartier d'aliénés de Poitiers écrivait : « Les bons modèles ne manquent pas et on peut dire que les établissements d'aliénés de Niort, de Napoléon, de Rodez, d'Auxerre ont atteint la perfection du genre. » *(Rapport sur la nécessité urgente de construire à Poitiers un asile départemental d'aliénés*, par le docteur Chasseloup. — Poitiers, 1857, page 27).

Mais, ni la verdure, ni les arbres du coteau n'appartiennent à l'asile ; ses dépendances sont presque nulles. Si on pénètre dans la seconde moitié de son enceinte, si on explore extérieurement ses divisions, on découvre avec tristesse que l'établissement est à peine arrivé aux deux tiers de son développement. Généralement ceux qui citent cet asile, sans l'avoir vu, en parlent comme s'il était achevé. Comment, en effet, soupçonneraient-ils qu'il ne l'est pas? La construction en fut proposée au Conseil général, par M. de Guizard, dans lès sessions de 1831 et de 1832; cette construction fut décidée dans la session de 1833; le terrain fut acheté en juin 1836; la première pierre posée le 1er mai 1838; les aliénés y entrèrent le 1er septembre 1852! Est-il possible, à moins de l'avoir vu, de croire qu'un département de l'importance de celui de l'Aveyron n'ait eu pour résultat de vingt-sept ans de projets et de travaux qu'un établissement inachevé?

On sait que les travaux des champs sont les plus profitables aux aliénés, autant sous le rapport mental qu'au point de vue physique. Ajoutons que, pour les aliénés de Rodez dont les trois quarts appartiennent aux professions agricoles, ces travaux sont ceux auxquels ils sont le plus aptes, ceux qui leur plaisent le plus. Or, le terrain livré à la culture dans l'enceinte de l'asile n'a qu'une étendue qui dépasse à peine un hectare. L'asile de Saint-Alban (Lozère) a six hectares de terrain; celui de Sainte-Gemmes-sur-Loire en a vingt-trois; l'établissement de Napoléon-Vendée trente-cinq; celui d'Armentières, près de Lille, quarante-huit, etc. Tous ces asiles tirent les plus beaux résultats de la culture de leurs terres, non-seulement pour le traitement et le bien-être des aliénés, mais aussi sous le rapport des produits. Est-il besoin d'autres arguments pour démontrer combien il est désirable que l'asile de l'Aveyron, en acquérant une partie des terrains qui l'avoisinent, sorte un jour de l'étroite enceinte dans laquelle il se trouve resserré?

Le plan général de l'asile, établi d'abord par un habile architecte, M. Boissonnade, d'après un programme remis par le célèbre Esquirol au conseil des bâtiments civils, modifié ensuite par le même architecte, conformément aux indications d'un savant d'une haute compétence, M. le docteur Ferrus, inspecteur général des établissements d'aliénés, ne laisse rien à désirer; mais, nous l'avons dit, il n'a encore été exécuté qu'en partie. Les constructions élevées sont : 1° Les divisions des pensionnaires ; 2° les divisions des malades tranquilles ; 3° les infirmeries. Celles qui n'existent pas encore sont : 1° Les quartiers des convalescents ; 2° les quartiers des agités et furieux et ceux des épileptiques ; 3° la chapelle et ses dépendances. Pour simplifier notre examen, nous n'avons compris dans les énumérations précédentes que les bâtiments d'une certaine importance et occupés ou fréquentés par les malades.

L'idée d'une division spéciale pour les convalescents, émise, dès 1789, par Colombier, admise par Esquirol, Desportes, MM. Brierre de Boismont, Scipion Pinel, Girard, n'est réalisée ni en France, ni en Angleterre, ni aux Etats-Unis, et ne l'est qu'à Turin, à Sonnenstein et dans quelques autres établissements d'Allemagne.

Le principal motif sur lequel s'appuient les différents auteurs que nous venons de citer, pour demander une division spéciale pour les convalescents, est la crainte que les convalescents n'éprouvent des impressions pénibles, ou même une rechute, par suite de leur présence au milieu des autres aliénés. Or, cette crainte est tout-à-fait chimérique, et l'expérience prouve que les impressions que peuvent ressentir les convalescents, dans une semblable situation, sont plus propres à consolider leur raison qu'à amener une rechute. De plus, l'aliéné convalescent, placé dans la division des tranquilles, éprouve en général de la sympathie pour eux, et il fait tous ses efforts pour être utile à leur guérison. Ensuite, le nombre des convalescents dans un établissement est ordinairement trop restreint pour pouvoir constituer une division. D'ailleurs, lors-même que l'on séparerait les convalescents, on ne remédierait pas à l'inconvénient si redouté par les auteurs ; car il provient beaucoup plus de la présence des convalescents dans l'établissement que de leur réunion avec les autres malades.

Nous pensons donc que les quartiers de convalescents sont inutiles. Toutefois, nous pensons aussi que les constructions qui étaient destinées à ces quartiers devront être élevées un jour pour servir de succursales aux autres divisions qui bien certainement, dans peu d'années, seront insuffisantes ; mais c'est là une question d'avenir que nous pouvons sans inconvénient laisser de côté en ce moment.

Il n'en est plus de même des quartiers des furieux et des épileptiques, de la chapelle et de ses dépendances. Il y a urgence absolue à ce que ces parties si essentielles d'un asile soient construites. Un établissement d'aliénés est par lui-même un instrument de guérison, a dit Esquirol ; mais il est évident que c'est à condition que ses bâtiments ne présentent pas de grave lacune.

Classer les malades, en séparant ceux qui exerceraient une influence nuisible sur les autres, c'est éviter les inconvénients qui pourraient résulter de la vie en commun et augmenter beaucoup ses avantages. Or, en l'état actuel des choses, un classement méthodique complet des différentes catégories de l'aliénation mentale est impossible à Rodez : on y est obligé de disséminer dans les quartiers qui existent les furieux et les épileptiques. On comprend facilement que ces malades, bien que placés dans des subdivisions, troublent le repos des autres, les excitent, retardent leur guérison ou nuisent à leur bien-être. En outre, aucun local n'étant assez solide pour contenir certains aliénés dangereux et pleins de force et d'adresse, des aliénés de cette catégorie ont plusieurs fois tenté de s'échapper en démolissant les murs en maçonnerie de la cellule où leur état d'agitation et leurs cris obligeaient à les enfermer pendant la nuit; un d'eux, en 1856, parvint même à s'évader de cette façon.

A l'époque de l'ouverture de l'établissement, on disposa *provisoirement* en oratoire une chambre située au second étage du bâtiment central. Cet oratoire, pouvant à peine contenir huit ou dix personnes, se trouve à l'extrémité d'un couloir très-resserré, privé d'air et de lumière. C'est dans ce couloir que sont entassés, sans distinction suffisante de classe et de sexe, sans qu'ils puissent même suivre de l'œil les mouvements du prêtre à l'autel, des aliénés dont le nombre ne représente pas le quart de celui des malades qui pourraient assister aux offices. En un mot, on dit la messe et on chante les vêpres à l'Asile, mais il n'y a pas de chapelle.

Il existe entre l'homme raisonnable et l'aliéné beaucoup plus d'analogie qu'on ne le pense généralement. Chez l'un et chez l'autre, par exemple, les manifestations de l'intelligence sont très-souvent subordonnées aux incitations des sentiments et des passions. Ces analogies, admises par tous les aliénistes, démontrent qu'il doit exister, jusqu'à un certain point, de la similitude entre l'art de calmer et de diriger les passions des hommes à l'état de santé et celui de les calmer et de les redresser chez les insensés.

« Les aliénés, dit M. le docteur Falret, médecin de l'une des sections de la Salpétrière de Paris, après avoir parlé du sentiment religieux inhérent à la nature humaine, les aliénés feraient-ils exception à la règle générale? Non, sans doute, malgré la confusion de leurs idées et de leurs sentiments, ils sont loin d'être désordonnés en toutes choses. En examinant sans prévention la population des asiles, on trouve que la très-grande majorité des hommes et la presque totalité des femmes conservent à des degrés variables le sentiment religieux. »

Ces points de ressemblance entre l'homme raisonnable et l'aliéné étant admis, il serait inutile, ridicule même de vouloir prouver, sous le rapport purement religieux, la nécessité d'une chapelle dans un établissement dont la population séquestrée ne peut aller à une autre église; mais il sera peut-être utile de démontrer qu'une chapelle est nécessaire dans un asile, au point de vue de la morale, du traitement et du bon ordre.

L'arrêté du 20 mars 1857, de M. le ministre de l'intérieur, contient plusieurs articles relatifs à la chapelle et au service religieux dans les asiles, qui prouvent combien l'administration générale attache d'importance à cette question. Ajoutons que l'administration générale n'a été, en cela, que l'écho de la grande généralité des médecins et des administrateurs des établissements d'aliénés.

M. le docteur Parchappe, inspecteur général des établissements d'aliénés, s'exprime ainsi à ce sujet :

« Les secours de la religion, renfermés dans les limites tracées par la prudence, sont administrés dans l'asile de Rouen par un aumônier. Les prières sont faites en commun. Quelques livres religieux sont confiés aux malades qui assistent aux offices. Des chants religieux font partie de l'enseignement musical.

» Ainsi comprise, l'influence religieuse est des plus heureuses et des plus puissantes; satisfaction de cœur, occupation de l'esprit, résignation et moralisation, tels sont les principaux effets obtenus. »

Il est impossible, à moins d'en avoir été témoin, de se figurer les excellents résultats que donne le service religieux dans les asiles qui ont une chapelle convenable et un culte extérieur bien organisé. L'asile de Sainte-Gemmes-sur-Loire, près Angers, si bien dirigé sous tous les autres rapports, peut être cité comme modèle à ce point de vue spécial.

Les solennités religieuses et surtout les processions de la Salpétrière font toujours l'admiration des étrangers qui, la plupart du temps, ne distingueraient pas les folles des femmes qui ont leur raison, si on ne les leur signalait, tant la tenue et le recueillement des premières sont remarquables.

Voyez cet ancien établissement, on y croyait primitivement que la chapelle était uniquement destinée aux employés de la maison, qui, en conséquence, seuls la fréquentaient. L'établissement devenu asile, les idées se modifièrent sous l'influence de la loi du 30 juin 1838 : on fit participer un certain nombre de malades aux exercices religieux, mais peu d'aliénés assistaient aux offices, parce qu'un certain nombre d'entre eux se refusaient à y venir et qu'on croyait que la présence d'individus peu tranquilles apporterait le trouble dans la chapelle. En outre, on se figurait que les messes chantées devaient fatiguer l'attention des malades ; et d'ailleurs, on n'avait pas de chantres ; on ne disait donc que des messes basses. Un jour, une opinion contraire à ces idées est ouverte et suivie d'un commencement d'exécution. Dès les premiers essais, on reconnaît que ce qui passait pour impraticable était facile à établir. Tout le personnel des employés vient alors apporter son concours avec un zèle et une ardeur extraordinaires. On trouve des chantres parmi les employés et les fous ; les messes sont chantées, les processions instituées, etc. Il faut le dire, sous l'influence de ces innovations, l'asile prend une nouvelle vie. Des aliénés qui, depuis un grand nombre d'années n'avaient pas mis le pied dans la chapelle, demandent à y venir, s'y montrent très-convenables et réclament les secours de la religion. Des folles qui depuis longtemps vivaient dans l'agitation ou l'indifférence, se plaisant à mettre leurs vêtements en désordre ou à les déchirer, s'occupent de leur toilette et se font tranquilles pour pouvoir aller à la chapelle. Telle ancienne maniaque, avant d'entrer à la chapelle, opère des mouvements de déglutition comme si elle avalait ses paroles désordonnées et ses cris, et, une fois entrée, son état ne se traduit plus que par quelques gestes. Cette vieille femme qui ne tenait que des discours cyniques et anti-religieux, se met à assister aux offices et à chanter par cœur tous les chants de l'église, que, depuis de longues années, elle semblait avoir oubliés, etc., etc.

Il est évident que, sans chapelle, il ne peut y avoir d'organisation un peu convenable du culte extérieur qui a tant d'importance dans un asile, car les chants, la pompe des cérémonies ont plus de prise sur l'esprit des aliénés que les meilleurs discours du monde. Jetons un coup d'œil sur les effets d'une pareille lacune.

Les dimanches et les jours de fête, les aliénés promènent tristement leur désœuvrement dans les préaux. L'ennui est peint sur leur figure. Ceux qui ont des sentiments religieux se trouvent cruellement privés d'une consolation qui n'est ordinairement refusée à personne. Les indifférents sont frustrés d'un moyen puissant de distraction. Qu'on ne s'effraie pas du mot. La distraction est une consolation momentanée. Est-il indigne de la religion de consoler momentanément des malheureux privés de leur libre arbitre? Est-il indigne de la religion de suspendre un délire qui quelquefois constitue un véritable tourment, de donner quelques moments de repos à des insensés dont l'agitation dévore l'existence? N'a-t-on pas vu, d'ailleurs, maintes fois cette distraction, ce moment de repos, souvent répétés, réveiller les sentiments religieux ou leur donner naissance, contribuer au bonheur des incurables et à la guérison des autres?

L'absence de chapelle est un motif et quelquefois un prétexte de sortie pour les infirmiers, infirmières et autres préposés, et, en conséquence, une cause toujours de dérangement à l'intérieur et parfois de désordre à l'extérieur. On a vu des aliénés pour lesquels la crainte d'être privés d'assister aux offices ou de figurer aux cérémonies était un frein qui seul pouvait modérer l'agitation de leurs paroles et de leurs actes.

Dans un asile, il faut, de temps à autre, de petites solennités qui rompent l'uniformité de l'existence qu'on y mène, qui compensent un peu la monotonie de la règle et rappellent les incidents de la vie du dehors. Il est bon qu'un établissement de ce genre ne soit pas tellement fermé que quelques personnes choisies et invitées ne puissent quelquefois y être introduites dans certaines circonstances, pour qu'elles soient témoins de la tenue des aliénés et de la manière dont on les traite ; leur présence, d'ailleurs, satisfait ce sentiment naturel de curiosité que conservent la plupart des aliénés et leur prouve l'intérêt qu'ils inspirent et auquel ils sont plus sensibles qu'on ne le pense généralement. Quels moyens plus innocents et plus simples peut-on trouver, pour obtenir ces résultats, qu'une chapelle et un culte extérieur bien organisé?

L'asile de Rodez, nous l'avons dit, a un oratoire, mais ce local laisse presque tout entiers les graves inconvénients de l'absence d'une chapelle. Il y a donc nécessité absolue de mettre un terme à un état provisoire que réprouvent la religion, la morale et la science, à une situation contraire aux règles de l'hygiène et aux prescriptions de la loi, aussi préjudiciable aux intérêts de l'asile qu'opposée au récent arrêté de M. le ministre de l'intérieur.

A son arrivée dans le département, M. N. Baragnon s'était préoccupé d'une manière toute particulière du service des aliénés. Il visita l'asile et fut frappé à l'instant même des graves inconvénients de l'état de choses que nous venons d'exposer. M. le Préfet, après avoir multiplié ses visites et employé à l'étude de cette question toute l'ardeur qu'il met à l'examen de ce qui se rattache aux institutions de charité, résolut donc de faire connaître au Conseil général la vérité nue et de lui proposer, non l'achèvement de l'asile, quelque désirable qu'il fût, mais seulement l'édification, dans les limites tracées par la situation financière du département, des parties de l'établissement dont l'absence se fait le plus vivement sentir.

Ce projet, qui conciliait si bien les intérêts du département et ceux des aliénés, parut, à toutes les personnes qui avaient étudié la question, d'une exécution facile et à l'abri de toute objection. En effet, deux commissions, celle des finances et celle des travaux publics, guidées par le premier magistrat du département, s'assurèrent, sur les lieux mêmes, de l'état des constructions de l'asile, et, après avoir discuté la question, présentèrent au Conseil général leur rapport qui se termine ainsi :

« Les commissions ont été unanimes pour reconnaître la nécessité de la construction d'une chapelle, des magasins et des demi-pavillons. Le moyen proposé par M. le Préfet pour pourvoir à cette dépense...... a son assentiment.

» Quant au vote de ces fonds et à l'exécution immédiate de ces travaux, elles ont été d'avis d'attendre que ce projet fût étudié ; qu'un devis détaillé fût dressé par M. l'architecte du département.

» ....

» En résumé, les commissions réunies adoptent la proposition de M. le préfet avec les modifications énoncées ci-dessus, et demandent, pour leur exécution, l'ajournement à l'année prochaine. » *(Séances du Conseil général. — Session de 1857.)*

Bien que l'exécution de ce projet nous paraisse maintenant assurée, pour ne laisser place à aucun regret, nous voulons montrer par des exemples incontestables puisés dans l'expérience acquise par quelques-uns des nombreux départements dont les asiles prospèrent, les heureux résultats que l'on peut se promettre d'une telle entreprise.

Constatons d'abord que, grâce à la loi du 30 juin 1838 et à l'ordonnance du 8 décembre 1839, la situation financière des asiles publics d'aliénés est, en France, généralement très-bonne. Nous verrons en même temps combien le gouvernement se préoccupe de l'avenir de ces établissements.

« Consacrée par dix-huit années d'expérience, dit M. le ministre de l'intérieur, cette œuvre est de celles dont l'administration française peut à bon droit s'honorer, et les législations étrangères y ont fait de nombreux emprunts. Mais les meilleures lois sont impuissantes, si elles ne sont vivifiées par la sagesse et la vigilance de l'administrateur. Je compte sur les vôtres, M. le préfet. Déjà d'importants résultats ont été obtenus, et j'ai la satisfaction de reconnaître que, grâce à la direction intelligente imprimée aux asiles, ils ont pu traverser, sans presque augmenter les dépenses des départements, les années difficiles dont tous les services hospitaliers ont eu tant à souffrir. L'assistance publique, à tous ses degrès, est, vous le savez, M. le préfet, l'objet de la sollicitude incessante du gouvernement de l'Empereur. » *(Circulaire accompagnant l'arrêté du 20 mars 1857.)*

Il est un grand nombre d'asiles dont l'état de prospérité est tel qu'on a lieu d'en être étonné lorsqu'on n'a pas fait une étude particulière de la question. Jetons un coup d'œil sur les documents officiels qui établissent la situation de quelques-uns d'entre eux.

Asile de Fains, près Bar-le-Duc. — « Rien ne dément dans les services de l'asile de Fains. L'ordre y règne au plus haut degré. On en trouve, du reste, la preuve dans le compte moral et administratif du médecin-directeur. Il témoigne de l'intelligence parfaite des intérêts de l'établissement et de la plus entière sollicitude pour les infirmités qui s'y abritent.

» La commission a toutefois remarqué avec peine la profonde atteinte qu'a éprouvée la position financière de l'asile. La balance du compte administratif se réduit, pour l'exercice de cette année, à un excédant de recettes de 16,418 fr., tandis que, l'année dernière, le compte se soldait par un boni, en économies, de 40,000 fr.» *(Rapport au Conseil général de la Meuse, année 1855.)*

Asile de Bellevaux, près Besançon. — « L'asile de Bellevaux, grâce à son administration vigilante, continue à marcher dans la voie la plus prospère. Malgré le prix excessif des denrées alimentaires, sa situation financière n'a pas cessé d'être satisfaisante.

« Après en avoir délibéré, et sur les conclusions conformes de sa commission administrative, le conseil est d'avis d'approuver le compte administratif de 1855 et d'en fixer le résultat :

» En recettes.......................... 223,474 fr.

» En dépenses.......................... 166,975

» D'où il résulte que l'asile bénéficie cette année d'une somme de................ 56,499 fr. bien que le département ne paye que 90 centimes par jour pour ses aliénés indigents. » *(Rapport au Conseil général du Doubs, année 1856.)*

Asile de Napoléon-Vendée. — « L'asile départemental que vous avez fondé à Napoléon se maintient dans la voie de progrès que je vous ai signalée depuis son installation, et vous n'avez plus, depuis longtemps, ni appréhensions ni craintes sur l'avenir de cet établissement.

» Les charges du département n'ont pas augmenté ; les produits sont notablement plus élevés qu'on ne l'avait indiqué : voilà des résultats frappants. J'ajouterai que, sans que j'aie eu besoin de vous demander le moindre sacrifice, cet établissement a reçu des augmentations notables. Sans parler des constructions dont j'ai eu l'honneur de vous entretenir l'année dernière, je citerai d'abord une boulangerie qui fonctionne depuis votre dernière réunion , et qui fournit tout le pain nécessaire au service de l'asile. Dans ce moment, un vaste lavoir se construit dans l'établissement ; enfin, des plantations nombreuses en arbres fruitiers ont été faites et promettent, par leur belle venue, des produits d'une grande importance.

» Si, comme les années précédentes, vous voulez bien visiter l'asile, votre attention ne manquera pas de se fixer sur les belles bêtes porcines et bovines qu'on y élève, et sur les produits de la culture des terres qui ont fourni un revenu de plus de 8,000 fr. l'année dernière. Dès maintenant, on peut dire que l'établissement de Napoléon est un des plus remarquables de France, et c'est l'opinion des hommes les plus compétents qui l'ont visité. » (*Discours au Conseil général de la Vendée, année 1856.*)

Les causes de cet état de prospérité sont évidentes.

D'abord, ces asiles sont achevés, ils réunissent toutes les conditions matérielles désirables et inspirent par cela même beaucoup plus de confiance aux familles que les établissements qui laissent à désirer sous ce rapport. Ensuite, ils sont pourvus de dépendances plus ou moins considérables qui permettent de donner aux travaux agricoles une sérieuse extension. Enfin, leur population est supérieure à celle de l'asile de l'Aveyron et leur revenu provenant de cette source, par conséquent, supérieur à celui de l'établissement dont nous venons de parler; or, tout le monde sait qu'à mesure qu'on abaisse le chiffre du revenu, on voit la dépense du personnel et les frais généraux s'élever dans la même proportion.

Les sources principales de cette prospérité sont donc, outre une bonne administration : 1° le montant des pensions des aliénés au compte des familles; 2° le produit du travail des aliénés, particulièrement du travail agricole; 3° les sommes payées par les départements pour les aliénés indigents. Ces revenus peuvent même exceptionnellement devenir assez abondants pour couvrir la subvention départementale à l'aide d'un excédant équivalent de recettes. L'asile d'Auxerre obtient ce magnifique résultat depuis plusieurs années.

« La construction des asiles d'aliénés, dit M. le docteur Girard, directeur de cet établissement, est une œuvre éminemment charitable et utile, tant au point de vue du traitement que les malades y reçoivent qu'à celui de la sécurité publique; on ne saurait cependant contester que cette œuvre paraît si coûteuse aux départements, qu'ils reculent souvent devant la dépense nécessaire pour accomplir le vœu fondamental de la loi.

» Démontrer aux Conseils généraux qu'il leur est possible de se conformer aux prescriptions de la loi, et de rentrer dans les sommes affectées à cette noble destination, tel est le but que je me propose d'atteindre dans cet ouvrage.

» Il suffit pour cela : 1° que le nombre des aliénés indigents admis dans un asile destiné à recevoir 350 malades des deux sexes, ne dépasse que faiblement la proportion de moitié ; 2° que l'établissement puisse recevoir en moyenne un tiers de pensionnaires à 420 fr., et un septième à 1,200 fr. et 2,400 fr. ; 3° que le travail des aliénés, organisé sur une surface proportionnelle au nombre des travailleurs, produise une certaine somme.

» En effet, un semblable budget donne une dépense annuelle de 163,827 francs, calculée d'après une moyenne décennale tirée des mercuriales, et une recette de 219,625 fr. Si l'on en soustrait la dépense de la recette, on a un excédant de 55,778 fr. Or, une proportion d'un peu plus de moitié d'aliénés indigents, soit 180, coûte au département 75,000 fr. Mais, en déduisant de cette somme 1,400 fr. par an, des portions de pension à la charge des communes, puis 5,000 fr. à celle des familles, on n'a plus à imputer à la subvention départementale que 55,755 f. chiffre que couvre l'excédant de recettes. » (*Spécimen du budget d'un asile d'aliénés.*)

« L'asile public d'aliénés d'Auxerre, dirigé par le docteur Girard, répond chaque jour davantage à la pensée humanitaire qui a déterminé sa fondation. La bonne direction du service intérieur, l'ordre et l'économie qui règnent dans l'établissement, ont permis, malgré le prix très-élevé des denrées alimentaires, de se maintenir dans les limites de nos prévisions et de faire des économies.

» Ces résultats sont dus en grande partie au contingent de ressources fournies par les pensionnaires. Ceux-ci, en effet, donnent une augmentation de recettes qui tournent au profit des indigents et de la caisse départementale.

» Vous trouvez dans ces faits la réponse aux inquiétudes qu'on aurait pu vous inspirer sur le succès de notre œuvre, et vous emporterez avec vous la conviction que non-seulement vous avez créé un magnifique établissement, mais que vous avez fait une opération utilement conçue et profitable aux finances du département. » (*Discours au Conseil général de l'Yonne*, *année 1856*.)

Les départements qui d'emblée se sont décidés à tous les sacrifices nécessaires à l'institution complète d'un asile n'ont eu, on vient de le voir, qu'à s'en féliciter même pécuniairement. Quelquefois même, on vient de le voir encore, poussés par le désir seul de faire une œuvre de charité, ils se sont trouvé, à leur insu, avoir fait une excellente spéculation.

Maintenant que nous avons, par des démonstrations irréfutables, établi les conditions dans lesquelles doivent se trouver, pour réussir, les établissements publics d'aliénés, examinons comparativement quelle a été la position de l'asile de Rodez depuis le jour où les malades y furent transférés, et voyons ensuite l'avenir qui l'attendrait dans l'hypothèse de la permanence de l'état actuel et celui que lui ouvrira l'exécution des projets de M. le Préfet.

L'installation des malades, le 1er septembre 1852, dans l'établissement, fut de beaucoup prématurée, car, d'un côté, les constructions étaient incomplètes, et de l'autre, le matériel était tellement insuffisant qu'après six ans d'efforts et de sacrifices de la part de l'administration aidée du Conseil général, ce matériel laisse encore à désirer. L'administration fut donc obligée de lutter contre cet état de pénurie. De plus, tout était à créer et le personnel des employés était neuf et sans expérience. Aussi, sous le premier directeur-médecin de l'asile, les débuts de l'organisation des services furent-ils lents, difficiles, hérissés d'obstacles. Cependant, cet honorable médecin fit beaucoup pour le bien-être moral et physique des aliénés; il établit le travail, cet auxiliaire indispensable de tout traitement, institua des moyens de distraction et fournit l'asile des objets de première nécessité. Mais c'était à son successeur qu'était réservé de faire faire un pas immense au service médico-administratif de l'asile. M. J. Chambert organisa le travail, améliora le régime alimentaire, la vêture, le couchage et par ces mesures hygiéniques obtint les plus beaux résultats pour la santé générale. Il introduisit d'heureuses modifications dans tous les services, signala les souffrances de l'établissement et traça le programme des mesures désirables, mais que la situation financière de l'asile ne lui permettait pas de réaliser lui-même. Il se renferma toujours dans les limites de ses crédits malgré le haut prix des denrées alimentaires et, quelque minimes qu'aient été les boni obtenus par lui, ils présentent un grand degré d'importance, vu les circonstances difficiles de ces dernières années. Nous ne pouvons, du reste, pour les détails de ce qu'a fait et projeté M. J. Chambert, que nous référer à son dernier rapport administratif inséré dans le compte-rendu de 1856 des séances du Conseil général. Cette assemblée, dans la session de cette année, porta, sur la demande fortement motivée par M. Chambert et appuyée par le Préfet, le prix de la journée d'entretien de chaque aliéné indigent de quatre-vingt-six centimes à un franc ; c'était, en même temps, augmenter sensiblement les ressources du service des aliénés et donner une haute preuve de confiance à l'administration de l'asile. L'année précédente, le Conseil général s'était déjà associé aux éloges que le Préfet avait adressés à ce médecin distingué. Malheureusement des motifs de santé obligèrent M. J. Chambert, au commencement de 1857, à se démettre de ses fonctions et à cesser tout-à-coup le cours d'une gestion aussi active qu'intelligente ; mais, la ligne que devait suivre son successeur se trouvait toute tracée. Une bonne administration n'a donc pas manqué à l'asile de Rodez.

Supposons, actuellement, maintenu ce qu'a fait M. J. Chambert, achevé ce qu'il a commencé, exécuté ce qu'il a projeté; supposons même introduites dans les services des innovations plus heureuses encore, mais, supposons aussi que les constructions de l'asile restent ce qu'elles sont, c'est-à-dire inachevées et sans dépendances. Croit-on que cet établissement se rapprocherait alors du niveau de ceux que nous avons cités? Non, certainement, et même il se trouverait encore au-dessous des hospices d'aliénés installés dans de vieux bâtiments appropriés, mais pourvus des divisions et des services généraux nécessaires, ayant des terres et une ferme. Un hospice défectueux sous le rapport des constructions, mais complet et ne manquant de rien, vaudra toujours mieux à tous les points de vue qu'un chef-d'œuvre architectural dont les parties principales sont restées à l'état de projet et dont les terres sont réduites aux proportions d'un jardin de petite étendue. L'administration la plus active, les soins médicaux les plus intelligents ne pourraient jamais compenser des lacunes d'une importance aussi fondamentale. Avec cette position, l'asile de Rodez serait condamné à un état déplorable d'infériorité relative, et, sous une apparence assez satisfaisante, ne parviendrait qu'à dissimuler en partie un malaise moral et physique auquel les économies d'une bonne gestion ne parviendraient jamais à remédier. En outre, le département ne verrait jamais, couronnés du succès qu'il était en droit d'attendre, les sacrifices si grands qu'il s'est déjà imposés pour une institution fondée par lui avec tant de sollicitude.

De tout ce qui précède, il est si facile de déduire les conséquences administratives des propositions de M. le Préfet, qu'on a déjà pressenti nos conclusions à cet égard ; mais la question financière est le nœud pratique de toute théorie, même appuyée sur des faits incontestables, et nous pensons qu'il ne sera pas inutile de faire ressortir ces conséquences.

Lorsque la chapelle et ses annexes seront élevés, lorsque les quartiers d'isolement pour les furieux et les épileptiques seront bâtis, ces nouvelles constructions augmenteront naturellement la confiance des familles jouissant d'une certaine aisance, qui enverront à l'asile leurs malades, sans hésitation et en plus grand nombre. L'accroissement de la population des pensionnaires augmentera les revenus provenant de cette source. Le matériel de l'asile sera complet sous peu de mois, en sorte que la somme importante que l'administration consacre chaque année à cette destination pourra recevoir un nouvel emploi. La place restée libre dans les anciens bâtiments par suite de l'occupation des nouvelles constructions d'une part, et de l'autre, les ressources pécuniaires provenant des économies et des recettes que nous venons d'indiquer, permettront facilement à l'asile d'approprier et de consacrer aux pensionnaires des habitations plus vastes et plus distinctes destinées à des malades payant un prix supérieur de pension, et les familles, que leur situation de fortune rend nécessairement exigeantes, ne s'éloigneront plus après avoir visité les quartiers des pensionnaires. Après ces dépenses peu importantes, du reste, nous ne mettons pas en doute que l'administration ne puisse faire des économies suffisantes pour acquérir quelques hectares des terres environnantes, établir une ferme, etc. La population de l'asile allant croissant, les frais généraux diminueront. A partir de ce moment, l'asile jouira jusqu'à un certain point d'une position indépendante, n'aura plus qu'à demander l'autorisation d'employer les fonds de réserve provenant de ses excédants de recettes, pourra élever toutes les constructions qui seront encore jugées nécessaires, etc. Enfin, lorsque l'établissement et ses dépendances seront complets, le prix de journée payé par le département pour les indigents pourra être successivement réduit, et le département se trouvera de plus en plus dédommagé des avances qu'il aura faites. Alors se trouveront développés dans l'asile tous les moyens de traitement que la science possède, ainsi que toutes les mesures d'activité industrieuse propres à accroître les revenus autant au profit du département qu'au profit des malades. Alors, l'aliéné, devenu l'agent de sa propre amélioration, rendra à l'établissement créé pour lui tout le bien qu'il en recevra, et, de cet échange réciproque, résultera ce progrès matériel et moral qui doit être le but de toute institution charitable. Ce n'est point là un produit de l'imagination, c'est l'histoire de tous les asiles que nous avons cités, celle de tous ceux qui prospèrent. Sans rêver pour l'asile de Rodez les résultats évidemment exceptionnels qu'obtient celui d'Auxerre, nous pouvons, sans être taxé d'exagération, prédire pour l'établissement de l'Aveyron une situation analogue à celle des asiles de Fains, de Bellevaux, de Napoléon-Vendée, lorsque les projets de M. N. Baragnon seront exécutés.

Depuis que la question de l'achèvement de l'asile est

pendante, et il y a bien des années de cela, jusqu'à ces derniers temps, des opinions plus ou moins contraires à cet achèvement se sont produites. Pour ne laisser en arrière rien de ce qui se rapporte à notre sujet, nous croyons devoir ramener ces opinions à trois objections principales auxquelles nous répondrons successivement.

1re *Objection.* — Il est impossible de comprendre pourquoi tant d'argent a été dépensé pour les aliénés de l'Aveyron. Tout ce qu'on a fait pour eux à grands frais, on aurait pu l'avoir à bien meilleur marché. On juge, par exemple, que l'asile a besoin d'une chapelle, et cela n'est pas contesté ; mais on demande de 35 à 40,000 fr. pour en élever une. Ne pourrait-on pas avoir une chapelle pour 4 ou 5,000 fr. ? Ne serait-ce pas assez bon pour des fous ?

Si une semblable opinion pouvait jamais prévaloir, ce qu'à Dieu ne plaise, il n'y aurait pas de raison pour qu'on n'en vînt pas un jour à dénier aux aliénés tout droit aux bénéfices des derniers progrès de la civilisation. Cette manière de voir ne tendrait donc à rien moins qu'à nous faire rétrograder, sous ce rapport, jusqu'à des temps dont il suffira de consulter les traces pour les faire apprécier.

Voici ce que disait Esquirol de la situation des aliénés en France, il y a de cela quarante ans à peine :

« Je les ai vus nus, couverts de haillons, n'ayant que de la paille pour se garantir de la froide humidité du pavé sur lequel ils sont étendus. Je les ai vus grossièrement nourris, privés d'air pour respirer, d'eau pour étancher leur soif, et des choses les plus nécessaires à la vie. Je les ai vus livrés à de véritables geôliers, abandonnés à leur brutale surveillance. Je les ai vus dans des réduits étroits, sales, infects, sans air, sans lumière, enchaînés dans des antres où l'on craindrait de renfermer les bêtes féroces que le luxe des gouvernements entretient à grands frais dans les capiles. — Voilà ce que j'ai vu presque partout en France, ajoute Esquirol ; voilà comme sont traités les aliénés presque partout en Europe. »

Mais, reportons-nous à une époque plus rapprochée de nous et ne sortons pas du département. Ecoutons M. de Guizard plaidant la cause des aliénés devant le Conseil général de l'Aveyron.

« Lors de votre session ordinaire de 1831, j'appelai votre attention sur la nécessité de pourvoir au sort des aliénés et d'y pourvoir dans le département même, par la création d'un établissement destiné à les recevoir, non-seulement pour les enfermer et préserver le public des excès de leur déraison, mais aussi pour les guérir. Je me réfère aux observations que je vous soumis à cette époque sur ce sujet affligeant. Depuis, je n'ai eu aucun motif de changer de sentiment. Loin de là : ce que je vois tous les jours me parle avec une nouvelle énergie de la nécessité d'une maison de fous convenablement organisée.

» Le nombre de ces malheureux est grand dans le département. Il semble tendre à s'accroître plutôt qu'à diminuer. Et cependant huit loges à l'hospice de Rodez composent l'entier asile dont l'administration peut disposer en leur faveur. Encore comment y sont-ils traités et quel sort les y attend? Le sort des bêtes les plus misérables et dont l'humanité conseille d'adoucir la triste condition. Aussi, combien ne parcourent pas les campagnes, en proie aux horreurs de la misère et aux mauvais traitements ! Lorsque, poussés par la violence du mal ou excités par d'imprudentes provocations, ils se portent à quelque excès de nature à compromettre la sûreté publique, on les arrête, on les enchaîne et on les jette au fond d'un cachot. Visitez les prisons, et dans la plupart vous trouverez quelque hôte pareil, répondant par des grincements de dents et tous les emportements de la rage impuissante aux joyeuses plaisanteries du reste des prisonniers dont il est le jouet. Vous convient-il de laisser aux prisonniers le plaisir de ce passe-temps pour charmer leur captivité ?

» Non, vous ne pouvez vous dispenser de vous occuper, sans délai, des moyens d'améliorer le sort des aliénés dans ce département et de créer un établissement qui leur soit spécialement consacré. » *(Rapport au Conseil général. Session de juin 1832)*.

» J'ai la confiance que votre sentiment, en ce qui concerne les aliénés, est d'accord avec le mien et que la difficulté seule des moyens d'exécution vous arrête. Qu'il me suffise donc de vous rappeler que le sort de ces infortunés n'est point meilleur, ne saurait l'être et qu'il semble même aller s'aggravant par la comparaison du mieux-être qui pénètre graduellement dans toutes les branches de l'administration publique.

» Croyez-le, quand on est, comme je le suis, en position de connaître le nombre d'aliénés livrés sans secours à tout l'opprobre et à toutes les misères de leur triste situation, il y a de quoi frémir. Je passais dans une châtaigneraie, il y a peu de semaines, j'entendis dans un séchoir des hurlements affreux, et vis apparaître, au même instant, encadrée dans une espèce de trou carré servant de fenêtre, une figure que j'eus de la peine à reconnaître pour une figure humaine. Quels sont ces cris ? quel est cet homme ? demandai-je avec horreur. C'est le fou, me répondit-on, dont vous n'avez pu ou voulu, il y a quelques mois, ordonner l'entrée dans un hospice ; alors, il était fou depuis peu de temps et aurait pu guérir ; maintenant, il est furieux et incendiaire. Pour défendre les maisons du village contre ses tentatives, nous l'avons enfermé dans ce séchoir, faute d'un hospice. Je ne dis mot, baissai la tête et passai.

» L'an dernier, je proposai au Conseil un expédient pour subvenir aux frais de premier établissement d'une maison d'aliénés. Il ne jugea pas à propos d'y adhérer. Aujourd'hui, je lui fais la proposition plus simple : vote d'un centime, avec cette destination spéciale, pour les années 1833, 1834 et 1835. Je sais tout ce qu'il y a à dire contre l'accroissement des charges, mais ici l'intérêt de l'humanité parle si haut que les voix qui récrimineraient ne seraient pas entendues. » (*Rapport au Conseil général. Session de janvier 1833*).

La situation signalée par M. de Guizard était trop affreuse pour que le Conseil général ne répondît pas à son généreux appel.

« Le Conseil, dans ses précédentes sessions, a toujours reporté avec douleur ses regards sur l'insuffisance des secours qu'il accordait aux aliénés.

» Le Conseil croit devoir faire un appel à toutes les âmes généreuses et, à ce titre, s'adresser au département qu'il représente en l'appelant tout entier à concourir à l'établissement d'une maison où les aliénés recevraient les secours moraux et physiques que leur état réclame et que les progrès de la science ont permis de rendre efficaces.

» En conséquence, le Conseil vote qu'une imposition extraordinaire d'un centime, etc. (*Conseil général. Session de janvier 1833.*)

A la suite de ce vote, le sort des aliénés secourus de l'Aveyron reçut de notables améliorations : leurs vêtements et leur nourriture devinrent plus convenables, leurs cachots furent convertis en cabinets. Mais, bien peu de malades profitaient de ces améliorations, puisque vingt-quatre seulement étaient entretenus aux frais du département, cinq femmes à l'hospice de St-Alban (Lozère), et dix-neuf hommes ou femmes à l'hospice de Rodez. (*Conseil général. Session de juin 1834.*) Les autres continuaient à avoir le sort décrit par M. de Guizard. Toutefois, de nouvelles modifications, exigées par la science et par la charité, furent un peu plus tard introduites dans ce service, et chaque année vit augmenter le nombre des aliénés secourus ; mais, ces malades, le 31 août 1852, occupaient encore les tristes logements qu'on peut visiter à l'hospice de Rodez, car ils n'ont pas été détruits.

Les personnes qui disent : n'est-ce pas assez bon pour des fous ? doivent avoir oublié quel était le sort de ces malheureux à des époques aussi rapprochées de nous. Pour elles, les fous ne sont évidemment que des êtres dangereux ou dégradés auxquels la société ne doit qu'un abri, des vêtements et du pain. Elles ne savent pas que les prédications de saint Vincent de Paul, en relevant la dignité humaine dans la personne de ces infortunés, ouvrirent la voie à des études destinées aux plus magnifiques résultats. Elles ignorent que les principes de la Révolution, invoqués en faveur des insensés par le duc de Larochefoucauld-Liancourt, dans son rapport à l'Assemblée constituante, furent glorieusement appliqués par l'illustre Pinel qui, en brisant les chaînes des aliénés à Bicêtre et à la Salpétrière, donna une impulsion qui devait s'étendre non-seulement à la France, mais encore à toute l'Europe, et, suivant la belle expression d'Esquirol, faire élever les aliénés à la dignité de malades.

Cependant, le public, instruit par l'expérience, sait généralement de nos jours que l'aliénation est une maladie et une maladie dont on peut guérir ; mais on croit encore trop souvent que la folie est une maladie déshonorante, résultat presque exclusif des vices et des passions, conséquence des préjugés, des erreurs et des mauvaises doctrines qui règnent dans la société. Cette manière de voir a longtemps fait confondre les aliénés avec les coupables. Sans doute, il en est un certain nombre qui ne doivent qu'à leurs excès et à leurs passions honteuses la décadence de leur raison ; mais il n'est pas rare d'en voir chez lesquels les plus nobles travaux, les actions les plus louables, les chagrins et les joies les plus légitimes, les sentiments les meilleurs, ont été une cause de folie. En outre, si l'étude des causes déterminantes de l'aliénation mentale a conduit à reconnaître la prédominance des causes morales sur toutes les autres causes, il n'en est pas moins vrai que certaines affections physiques ont pour conséquence inévitable un trouble permanent dans la libre évolution des actes de l'intelligence.

On le voit donc, en étudiant l'aliénation dans son origine, on peut conclure que personne ne saurait se flatter d'être à jamais soustrait à une pareille maladie. « Chacun, dit Esquirol, peut s'assurer qu'il n'attirera pas sur lui la vindicte des lois ; quel est celui qui peut se promettre qu'il ne sera pas frappé d'une maladie qui marque ses victimes dans tous les âges de la vie, dans tous les rangs, dans toutes les conditions ? »

Ces principes sont admis par tous les gouvernements des pays civilisés, et les aliénés « vivent aujourd'hui sous l'égide d'une législation protectrice. Leurs intérêts sont sauvegardés... et la sollicitude des magistrats se hâte de faire intervenir l'autorité de la science lorsque s'élève le moindre doute sur l'intégrité des facultés chez ceux que poursuit la vindicte des lois. Les asiles où ils sont recueillis et soignés ne retentissent plus du bruit des chaînes ; les sombres cachots, Dieu merci ! y sont inconnus... L'existence des malades s'y règle d'après les principes qui fortifient l'intelligence et dirigent la moralité des autres êtres pensants. Bien loin de leur ménager, comme autrefois, l'air et la lumière, on les fait préluder à leur liberté définitive en leur accordant la faculté de se promener au-dehors et de jouir du spectacle de la nature, bonheur inexprimable qui arrachait à un malheureux insensé ces simples mais douloureuses paroles : *Ah! qu'il est beau de voir le soleil!* Il y avait trente ans que cet infortuné n'était sorti de son cachot.—Cet exposé succinct... chacun est à même de le vérifier, et ce n'est un mystère pour personne. On peut ignorer quelle était autrefois la position des aliénés, mais il est impossible de méconnaître que si leur sort actuel est sinon digne d'envie, il est du moins en rapport avec les devoirs imposés aux hommes par la civilisation chrétienne. » (*Discours de réception à l'Académie des Sciences, Belles-Lettres et Arts de Rouen*, par M. le docteur Morel, médecin en chef de l'asile de Saint-Yon. Rouen, 1857, pages 9 et 20.)

Quand il est question d'achever un asile en élevant, d'après le plan primitif, des constructions indispensables, il ne faut donc pas dire : c'est trop bon pour des fous; car rien n'est trop bon, dès qu'il s'agit de traiter la maladie dont le principal caractère est de dépouiller l'homme de sa plus belle prérogative.

2e *Objection.* — Quelle que soit l'utilité plus ou moins contestable de ces constructions dispendieuses, il est temps de mettre fin à des exigences qui se sont trop souvent renouvelées et qui doivent avoir un terme.

Nous ne pouvons pas disconvenir qu'il est question de l'asile depuis vingt-sept ans; mais, il faut avouer aussi que si, comme tant d'établissements de ce genre, il eût été construit et achevé en quelques années, il y a bien longtemps qu'on n'en parlerait plus, ou que, du moins, on n'en parlerait que pour se féliciter d'avoir mené à bonne fin une des plus belles entreprises du département. Il est encore vrai que l'asile a coûté cher, trop cher même en apparence; mais, on ne se souvient pas assez que les causes de cette exagération de la dépense ont été : 1° le terrain d'assiette qui a exigé, d'un côté, des nivellements considérables dans le roc vif, et, de l'autre, des remblais et des fondations énormes ; 2° le morcellement des constructions, le long intervalle qui a séparé chacune d'elles et le renchérissement successif des matériaux et de la main d'œuvre. Cette forte dépense est regrettable, sans contredit, mais regrettable jusqu'à un certain point, puisque de nouveaux sacrifices peuvent largement en mitiger les conséquences. Plus les constructions de l'asile ont été onéreuses, plus il est urgent d'en tirer le meilleur parti possible ; or, le seul moyen d'arriver à ce résultat, c'est de les terminer.

Nous n'ignorons pas que la nécessité de l'achèvement de l'asile a été plus d'une fois reconnue indispensable en principe, mais, presque toujours avec des expressions de regret, qui ne nous paraissent pas complétement fondées et qui seront de notre part l'objet de quelques considérations. Voici un exemple des paroles auxquelles nous venons de faire allusion :

« Certainement on ne peut se dissimuler qu'il eût été plus économique, plus avantageux de placer nos aliénés, au moyen d'un abonnement de 25 à 30,000 francs, dans un établissement étranger que de bâtir un asile. Aujourd'hui le mal est fait, on ne peut pas reculer devant les dépenses qui restent à faire pour le compléter. » *(Conseil général. Session de 1855.)*

D'abord, la somme indiquée est déja bien loin de représenter celle qu'on devrait actuellement verser dans la caisse d'un établissement étranger, et le versement au dehors d'une somme de cette importance constituerait, comme chacun le comprendra, une perte véritable pour le département. Ensuite, l'opinion émise en faveur d'un abonnement ne laisse aucune place ni au produit du travail ni au prix de pension des malades entretenus aux frais des familles, qui cependant tournent au profit des indigents lorsqu'ils sont secourus dans leur pays. Enfin, il n'est tenu compte dans cette opinion que du prix de journée qui serait payé par le département pour les indigents placés par lui dans un asile étranger, tandis que les frais de transport pour l'aller et le retour, pour le séjour dans les hospices et dans les auberges, grossissent les dépenses beaucoup plus qu'on ne pourrait le croire. En outre, ces dépenses que rien ne viendrait balancer, croîtraient d'autant plus que le nombre des malades croîtrait davantage; or, la population des aliénés indigents n'a pas cessé de s'accroître chaque année depuis que le département les a pris charitablement à sa charge. Ici se présentent deux questions que nous avons bien souvent entendu poser et résoudre affirmativement par ceux mêmes qui les faisaient : Le nombre des fous est-il plus grand aujourd'hui qu'autrefois? L'augmentation du nombre des fous n'est-elle pas un produit de la civilisation? Hâtons-nous de dire que cette augmentation, comme l'avait déja jugée Esquirol, n'est qu'apparente. Ne pouvant ici qu'indiquer ce sujet intéressant à plus d'un titre, nous nous bornerons à citer ces quelques paroles de M. l'inspecteur général Parchappe :

« Cette augmentation du nombre des fous qui apparaît dans les chiffres officiels de la France et des autres pays civilisés, qui frappe tous les yeux et qui effraie beaucoup d'esprits, n'hésitez pas à l'attribuer, comme je le fais, positivement au progrés de la civilisation. Cette augmentation de nombre dans le chiffre des aliénés secourus, des aliénés connus, c'est bien un résultat du progrès de la civilisation, mais un résultat glorieux et consolant; car ce qu'il atteste et ce qu'il mesure, c'est le développement, le perfectionnement de l'assistance publique...... Les progrès de la civilisation ont une influence complexe sur le nombre des aliénés, qu'ils tendent à accroître par certains de leurs éléments et à diminuer par d'autres. »*(Société médico-psychologique. Séance du 29 novembre 1852).*

Mais, dira-t-on, à quelle limite s'arrêtera l'accroissement du nombre des aliénés à la charge de l'Aveyron?

Il y a quelques années, M. le docteur Marchant fut officiellement chargé de faire des recherches précises sur le nombre d'aliénés libres qui se trouvaient disséminés dans le département de la Haute-Garonne. Il résulta de ses investigations que, outre les 250 malades séquestrés, il y avait encore 162 aliénés vivant au sein de leur famille et qui auraient été en droit de réclamer les secours dus à leur position. Or, la population de la Haute-Garonne étant de 481,247 et celle de l'Aveyron de 393,890, le nombre des aliénés de ce dernier département doit être de 320 environ, d'autant mieux que ce chiffre répond à peu de chose près à la moyenne admise pour toute la France. Cela ne veut pas dire assurément que le département de l'Aveyron aura jamais à sa charge un nombre aussi grand d'aliénés; car il faut en retrancher les malades dont les familles ont de la fortune ou de l'aisance et qui restent à la charge de ces familles, et un certain nombre d'aliénés calmes et non dangereux qu'on peut sans inconvénients laisser à la garde de leurs parents. Cependant, si on consulte l'expérience acquise par les départements dont les établissements sont anciens, il devient très-probable que le nombre des malades secourus est destiné à s'accroître encore pendant sept ou huit ans et à se fixer, après ce laps de temps, au chiffre approximatif de 200, chiffre double environ de celui que présentait l'asile, le jour de son ouverture. Or, ce nombre augmentant, les dépenses relatives au service des aliénés augmenteraient proportionnellement, en plaçant ces malheureux au dehors et diminueraient, au contraire, en les gardant dans le département.

Mais, il ne faut pas perdre de vue qu'un asile public est une institution de charité et, sous ce rapport, c'est un véritable malheur pour un département que d'être privé d'un établissement de ce genre. En effet, éloigner les aliénés de leur localité, c'est les mettre hors du droit commun et les traiter autrement que les autres malades qui sont soignés par les administrations locales, et ainsi perpétuer les préjugés sur les maladies mentales; c'est nuire à l'esprit de famille en aggravant la peine des bons parents et en fournissant aux mauvais parents un motif plausible pour abandonner leurs malades. En visitant les asiles qui reçoivent des malades étrangers, on entend toujours plus de la moitié de ces malheureux se plaindre, et à bien juste titre, de l'abandon dans lequel les laissent leurs familles dont la plupart du temps ils n'entendent plus parler. Enfin, l'éloignement des aliénés nuit à leur guérison, en retardant l'isolement que tout devrait tendre à favoriser, et en privant le médecin des renseignements que lui fournissent les familles et du parti qu'il pourrait tirer de la présence des parents pour le traitement moral.

Un asile, on vient de le voir, présente de si grands avantages que, si l'Aveyron en était dépourvu, il serait vivement désirable qu'il se décidât à en fonder un.

Mais, dit-on, cet établissement qui existe et où les aliénés sont installés d'une manière assez satisfaisante depuis six ans, ne peut-il à la rigueur rester indéfiniment tel quel ? Un moyen terme, espèce d'état provisoire permanent, ne peut-il être adopté ? Non, car ce qui soutient l'asile c'est la possibilité de nouvelles améliorations. Si, après avoir progressé dans tout ce qui dépend de lui, il perdait l'espoir de voir jamais se réaliser les améliorations qui seraient encore nécessaires, il subirait bientôt les conséquences de son immobilité et des faits significatifs viendraient annoncer une décadence prochaine. C'est là le sort réservé à toutes les institutions qui s'arrêtent dans la voie du progrès.

D'un autre côté ; l'asile est construit dans un but trop exclusivement spécial, pour qu'on puisse l'abandonner comme établissement d'aliénés et lui donner une autre destination.

L'opinion de l'abandon n'étant pas plus soutenable que celle du *statu quo*, reste l'achèvement pour ressource unique, comme l'a dit M. le Préfet dans la dernière session du conseil général.

Les exigences dont on semble fatigué ne sont donc que les plaintes d'un établissement qui manifeste non ses propres souffrances, mais celles des malheureux qu'il abrite. Ces exigences ne sont donc que des réclamations adressées au département dans l'intérêt du département même. Des exigences semblables méritent le respect et ne doivent cesser que quand on y a fait droit.

3e Objection. — On s'est engagé dans une entreprise évidemment mauvaise en fondant l'asile. C'est une illusion de croire à l'avenir de cet établissement. Sa situation s'oppose aux recettes provenant des placements volontaires par les familles. On se flatte en vain d'y réunir un nombre sérieux de pensionnaires.

Nous ne pensons pas, cependant, qu'on regrette le château de Graves, près de Villefranche, ou l'ancien couvent de Nonenque, situé dans l'arrondissement de Saint-Affrique, qu'on songea un instant à approprier comme asile et qui furent reconnus impropres à cette destination. *(Conseil général. Session de 1835.)* D'abord, l'éloignement du siège de la préfecture complique singulièrement et entrave même les rapports administratifs. Ensuite, « la pire des mesures administratives est de créer de nouveaux établissements d'aliénés dans des bâtiments anciens. On finit toujours par dépenser autant pour mal faire que l'on aurait dépensé pour créer à neuf avec toute la perfection possible. » *(Esquirol)*.

D'après M. le Dr Parchappe, c'est en dehors et à une petite distance des villes que les asiles doivent être placés, afin de faciliter les relations administratives et économiques, et le voisinage du chef-lieu de département doit être préféré pour favoriser, autant que possible, les relations des familles avec les malades.

« Il y a, avant tout, ajoute cet auteur, grand compte à tenir de la salubrité de la contrée ; et, avant de se décider pour le choix d'un emplacement, on doit avoir fait une enquête approfondie de toutes les conditions d'hygiène générale et locale que ce choix peut soulever.

» Un plateau médiocrement élevé, une pente doucement inclinée, réalisent, comme terrain d'assiette, les conditions les plus favorables, pour peu que l'asile doive se trouver, par le fait, en possession d'une vue agréable et étendue sur les campagnes environnantes. » *(Des principes à suivre dans la fondation et la construction des asiles d'aliénés)*.

« Le choix d'un terrain, dit M. l'inspecteur général Ferrus, est de la plus haute importance; tous les autres avantages sont nuls, si l'établissement ne jouit pas d'une vue agréable qui écarte, autant que possible, de l'esprit des malades l'idée d'une prison. »

L'asile de l'Aveyron réunit précisément toutes ces conditions. Situé à une distance convenable de Rodez, sur un plateau médiocrement élevé, il ne laisse rien à désirer sous le rapport hygiénique. De tous ses préaux, de tous ses pavillons, on jouit d'une vue aussi étendue qu'admirable. Que signifient donc ces paroles : l'emplacement de l'asile s'oppose à un avenir prospère? Que peut-on reprocher à cet emplacement? Veut-on dire par là que le terrain d'assiette ne permet que l'usage d'une quantité insuffisante d'eau de citerne ; ou veut-on dire que l'asile est dominé par la promenade du palais de justice et que, de ce point, l'œil du public peut plonger dans la seconde moitié de son enceinte? Or, selon tous les auteurs qui font autorité, le terrain doit fournir par lui-même ou avoir à sa portée une abondante quantité d'eau salubre et l'intérieur de l'établissement doit être à l'abri des regards indiscrets.

Le premier de ces reproches porte sur un défaut réel et incontestablement inhérent à la situation de l'asile ; mais le grave inconvénient qui en résultait n'est plus maintenant qu'un fait historique : l'asile a eu une large part dans l'immense bienfait dont la ville de Rodez a été dotée ; depuis quelques mois, les eaux salubres de Vors y coulent en abondance. D'ailleurs, avant cet heureux événement, on suppléait à l'insuffisance des citernes en allant chercher au loin l'eau nécessaire aux différents services. Quant au second de ces reproches, il est encore actuellement fondé, mais il ne l'est guère qu'en principe. Le côté Sud de l'asile laisse à découvert une partie de l'enceinte limitée par les bâtiments ; mais cet état de chose ne peut être invoqué contre le présent, car la distance qui sépare le palais de justice de l'asile est trop grande pour soulever le moindre sentiment de susceptibilité ; et encore moins contre l'avenir, car tout le côté en question est destiné à servir de terrain d'assiette à la chapelle et à ses annexes, ainsi qu'au quartier des furieux et des épileptiques, constructions qui mettront l'enceinte complètement à l'abri des regards du public.

Il ressort de cet exposé que la situation de l'asile est ce qu'elle doit être et que la seule influence qu'il soit permis de lui attribuer est une influence très-avantageuse.

Si l'institution des aliénés est loin d'avoir pris tout le

développement désirable, ce n'est donc pas dans l'emplacement occupé par les constructions qu'il faut en chercher la cause, mais, bien certainement, dans les lacunes que présentent ces constructions. Aux preuves nombreuses que nous en avons déjà données, nous joindrons la suivante dont personne ne contestera la valeur :

« J'ai été dans le cas de refuser l'admission de trois aliénés appartenant à des familles riches, parce qu'il nous était impossible de réaliser à leur égard les conditions d'habitation et de bien-être matériel qu'on était en droit d'exiger. Je signale cette circonstance parce qu'elle vient justifier les vœux si souvent émis par nous relativement à l'achèvement des constructions de l'asile. » *(Compte-rendu administratif et moral, exercice 1855, par M. J. Chambert).*

Mais, arguer de là que le département s'est engagé dans une mauvaise entreprise, ne serait pas logique ; car ce serait conclure de l'interruption d'une expérience que cette expérience n'a pas réussi.

Tout en admettant avec M. l'inspecteur général Parchappe qu'un pensionnat doit être un élément accessoire et subordonné dans un asile public, l'intérêt du département, autant que celui des familles, nous fait vivement regretter que cette branche du service ait été gênée ainsi dans sa tendance naturelle à une légitime extension. Cette tendance, toutefois, n'a pu être arrêtée qu'en partie dans ses effets et, chaque année, elle s'est traduite par des progrès incessants qui, pour être faibles, n'en ont pas moins une haute signification. Les aliénés au compte des familles, payant pension entière, ont donné une recette totale,

En 1853, de...............	4,616 fr.	50 c.
En 1854, de...............	6,060	44
En 1855, de...............	6,730	19
En 1856, de...............	6,870	61
En 1857, de...............	7,210	95

Ainsi, malgré les circonstances défavorables que nous avons fait connaître, les recettes provenant des pensionnaires se sont continuellement accrues. Ce fait qui étonne de prime abord, s'explique cependant facilement par la situation et les conditions hygiéniques de l'asile, par les nombreux résultats d'une thérapeutique heureuse, par les améliorations de toute espèce introduites dans tous les services, et par la sécurité que donne aux familles l'organisation des établissements publics d'aliénés. En effet, comment une administration pécuniairement désintéressée dans la position financière de l'établissement, placée sous l'autorité du ministre de l'intérieur et du premier magistrat du département, sous la surveillance d'une commission spéciale, composée de membres choisis parmi les hommes les plus honorables et les plus compétents de la localité; comment, disons-nous, une semblable administration n'inspirerait-elle pas une confiance sans réserve?

Si c'en était le lieu, nous pourrions démontrer par des chiffres officiels que tous les produits dépendant d'une manière exclusive de l'asile même, ont présenté une progression aussi continue, mais beaucoup plus marquée que les recettes provenant des pensionnaires.

Le département de l'Aveyron s'est donc engagé dans une entreprise évidemment bonne en fondant une institution qui, privée d'une partie de ses élements de succès, a pu suivre sans cesse une ligne ascendante, depuis le jour de l'installation des malades jusqu'au moment actuel. Un exercice heureux de six années, long essai qui a donné la mesure de ses forces, prouve que l'asile, une fois pourvu des organes qui doivent le compléter, prendra son essor à l'égal des établissements le mieux constitués.

Bien que les objections auxquelles nous venons de répondre aient été reproduites en notre présence, nous sommes loin d'y attacher l'importance qu'on pourrait croire. Nous savons qu'en petit comité, on défend souvent des opinions auxquelles on ne songerait ni dans le silence du cabinet ni en public. Aussi, devons-nous avouer que ces objections ont été pour nous un prétexte plutôt qu'un motif pour de nouveaux arguments à l'appui de la thèse qu'une conviction intime nous faisait un devoir de soutenir.

Rappelons en quelques mots les principaux faits qui résument les phases que l'asile a traversées. Depuis le premier appel fait en faveur des aliénés par M. de Guizard, vingt-sept ans se sont écoulés. Il y a vingt cinq ans que le Conseil général de l'Aveyron vota les premiers fonds destinés à la construction d'un asile. Cet établissement, commencé depuis vingt années, a été ouvert quoique inachevé, il y a six ans. A la dernière session, M. N. Baragnon proposa au Conseil général les travaux dont nous avons démontré l'urgence à tous les points de vue. Le 29 août 1857, cette assemblée reconnut la nécessité de ces constructions et donna son assentiment au moyen proposé par M. le Préfet pour pourvoir à cette dépense; mais, quant au vote de ces fonds et à l'exécution des travaux, elle fut d'avis d'attendre qu'un devis et un plan détaillés eussent été dressés par M. l'architecte du département et prononça l'ajournement à sa session de 1858. Le plan et le devis demandés par le Conseil général sont prêts et rien ne s'oppose plus à ce que cette affaire reçoive une solution conforme aux vœux exprimés par les représentants du département.

Qu'il nous soit permis de manifester notre joie de voir sur le point d'être complétée l'institution la plus précieuse et la plus digne de sympathie.

Rodez, le 1er juin 1858.

www.ingramcontent.com/pod-product-compliance
Ingram Content Group UK Ltd.
Pitfield, Milton Keynes, MK11 3LW, UK
UKHW012114240726
13965UKWH00004B/1766

9 782012 882485